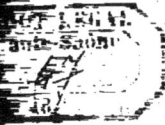
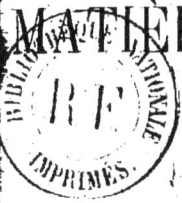
Dʳ H. CHAMPY

SUR QUELQUES

MATIÈRES RÉDUCTRICES

TROUVÉES

DANS LE FOIE POST MORTEM

GRAY

BOUFFAUT FRÈRES, IMPRIMEURS-ÉDITEURS

—

1901

Dr H, CHAMPY

———

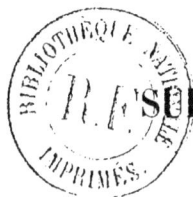

SUR QUELQUES

MATIÈRES RÉDUCTRICES

TROUVÉES

DANS LE FOIE POST MORTEM

———

GRAY

BOUFFAUT FRÈRES, IMPRIMEURS-ÉDITEURS

—

1901

PERSONNEL DE LA FACULTÉ

EXAMINATEURS DE LA THÈSE

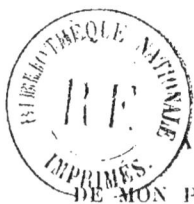

A LA MÉMOIRE
DE MON PÈRE ET DE MA MÈRE

A MA CHÈRE JEANNE

AUX MIENS, A MES AMIS

A MON PRÉSIDENT DE THÈSE

Monsieur le Professeur R. LÉPINE

CORRESPONDANT DE L'INSTITUT

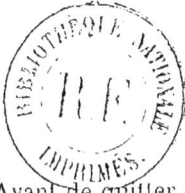

INTRODUCTION

Avant de quitter la vie d'étudiant, pour aller assumer une lourde responsabilité, qu'il me soit permis de remercier tous ceux dont le dévouement et la science m'ont mis en main les moyens de faire face à toutes les difficultés que peut rencontrer un médecin.

A tous mes professeurs, à tous mes maîtres sans distinction, j'envoie l'hommage de ma profonde reconnaissance. Il en est cependant parmi eux quelques-uns auxquels je dois de plus particuliers remerciements :

M. le professeur Lépine a bien voulu me faire l'honneur de m'admettre dans son laboratoire, et c'est grâce à lui que j'ai pu mener à bien ce travail.

M. Boulud, son chef de travaux, a été pour moi un guide précieux dans toutes les manipulations si délicates de la chimie biologique.

Merci encore à M. le professeur M. Poilosson, qui a été mon initiateur en chirurgie ; à M. le professeur agrégé Condamin et à M. le docteur Albertin, chirurgien des hôpitaux, qui m'ont prodigué leurs encouragements.

Je ne pourrais oublier non plus sans ingratitude les personnes qui m'ont témoigné toutes leurs sympathies pendant ces six années passées à Lyon. Orphelin, j'ai trouvé dans la famille Meurer, chez M. Corompt, auprès de M. le professeur Paul Regnaud et les siens, chez Mlle C. Delamollière, un second foyer, jusqu'au moment où des espérances plus douces ont pu se réaliser.

Merci à tous mes camarades, à tous mes amis.

I

Nous empruntons à E. Külz[1] (*sur la nature des sucres dans les foies d'animaux morts*) l'historique de la question.

« Depuis que Musculus et Mering ont clairement démontré que les ferments saccharifiant transforment le glyocène d'une toute autre façon qu'on ne l'admettait jusqu'ici, il était absolument nécessaire d'établir, par des recherches critiques, la nature du sucre qui se forme dans les foies morts.

O. Nasse[2], dans son remarquable travail : « Recherches sur la physiologie des hydrates de carbone, » avait eu l'attention appelée sur ce sujet. « Les foies complètement refroidis, dit-il, contiennent du glucose, ou plutôt une espèce de sucre dont le pouvoir réducteur n'est pas augmenté par un chauffage avec l'acide sulfurique. C'est ce que m'ont appris des expériences répétées sur des extraits de foies de chiens et de cobayes privés de sang, et de foies humains contenant encore du sang, mais non décomposés, naturellement. Comme je n'utilisais que le produit de dialyse de mes extraits de foie, je ne peux pas affirmer la présence d'achroodextrine dans les foies morts. »

Musculus et Mering[3] confirmèrent la justesse des vues de Nasse. Par deux fois, ils ont démontré la présence de glucose dans les foies de chiens morts. « Ces organes provenaient de deux gros chiens très bien nourris. L'un

[1] *Archiv. f. d. ges. Physiologie* B. XXIV. 1881.
[2] *Pflügers Archiv.* 14
[3] *Zeitschrift f. phys. Chemie* 2 416

des foies fut traité une heure, l'autre cinq heures après
la mort. Dans les deux cas, nous avons pu déceler plusieurs grammes de glucose, tant par la déviation polarimétrique que par la fermentation et la réduction de la
liqueur de Fehling. Bien plus, dans les deux cas nous
eûmes la preuve qu'il y avait du maltose. Nous ne pûmes
déceler la dextrine sans conteste.

Seegen[1], sans penser au travail de Nasse, s'exprime
ainsi : « Il est bien remarquable que le sucre qui se
forme dans le foie mort n'est pas semblable au sucre de
fermentation, mais au glucose. »

C'est ce que nous avons constaté en pressant à fond
1 kilog. de foie de veau, en faisant dialyser le suc ainsi
obtenu, en concentrant le produit de dyalise, en le trai-
tant par l'alcool absolu, filtrant et précipitant le sucre à
l'état de sucrate de potasse.

Ce sucrate de potasse différait déjà nettement, rien que
par son aspect, des sucres appelés sucres de fermentation. Il était en tout semblable à celui que nous avons
obtenu en ajoutant une solution de potasse dans l'alcool
à une solution faible et alcoolisée de glucose, produit
que nous avons décrit dans une précédente[2] communi-
cation. Il se forme au fond du vase un dépôt comme un
vernis jaune clair. Après avoir décanté l'alcool et lavé
de nouveau ce dépôt avec de l'alcool fort, nous l'avons
séché sur de l'acide sulfurique et dissout dans une petite
quantité d'eau. Cette solution a été analysée au polarimètre et à la liqueur de Fehling, et sa teneur en sucre
déterminée par la fermentation.

Sur 10^{cc} de solution, nous avons obtenu 94^{cc} de gaz, ce
qui donne 378^{mgr} de sucre ou 37,8 par cent. cube.

L'appareil de Wild marquait 4°, ce qui donne une déviation spécifique de 52° à 53°.

[1] *Pflügers Archiv.* 9. 123.
[2] **Seegen** : *Sitzbh. d. k. Akad. d. Wissenschaft.* 64. B.

Pour réduire 5^{cc} de liqueur de Fehling, il fallut $1^{cc}34$
de la solution de sucrate de K, ce qui montre vraisem-
blablement que le pouvoir réducteur de la solution est
égal à celui du glucose, soit $37^{mm}17$ de sucre par cent.
cube.

Il y a donc accord complet avec la quantité de sucre
donnée par fermentation. Le sucre formé dans le foie est
donc sans conteste du glucose.

Pour mieux faire ressortir les conclusions de Seegen,
l'auteur extrait d'un travail de Limpricht[1] les faits sui-
vants.

Limpricht prend de la dextrine extraite de la viande de
cheval et dont il a fait l'analyse élémentaire et la trans-
forme en sucre par ébullition avec de l'acide sulfurique
concentré. Il en retire un sirop qui ne cristallise pas, en
règle générale. Une seule fois, après une exposition de
huit jours en plein soleil, il en retire une masse cristal-
line en tout semblable au glucose.

De ce sucre desséché dans le vide sur $So^4 H^2$ Limpricht
fait une analyse élémentaire.

Après avoir déterminé le poids spécifique et le pour-
centage de la solution du sucre employé dans cette expérience, il trouve une déviation polarimétrique de
$+ 52^o8$. En tenant compte de la quantité de substance
employée, il constate, au moyen de la balance, que le
sucre de dextrine réduit la même quantité de cuivre que
le glucose.

Par l'analyse du sel de zinc, il détermina la nature de
l'acide obtenu par la fermentation du sucre en présence
de fromage et de craie, c'était de l'acide lactique.

Il ne put cependant pas mettre en évidence la combinaison du sucre avec Na Cl.

Est-ce que, de ces expériences faites indubitablement

[1] Liebig's Annalen. 133. 293.

avec tout le soin possible, Limpricht conclut à la présence certaine du glucose? « Après ces expériences, dit-il, je n'ose affirmer que je me trouve bien en présence du glucose. Le peu de tendance à la cristallisation et l'impossibilité de mettre en évidence la combinaison avec Na Cl s'y opposent. De plus, le pouvoir rotatoire spécifique est un peu plus faible que celui du glucose (52°8 au lieu de 57°).

Je pense que la critique que fait Limpricht de ses propres expériences mérite d'être rapprochée de celle de Seegen. Que l'on prenne la peine de comparer leur raisonnement. L'aspect d'un sucrate de K. ne peut guère ou même pas du tout servir à démontrer la nature d'un sucre. Pourquoi Seegen ne donne-t-il pas la quantité de sucrate de K que contenait la solution qu'il a employée pour la détermination du sucre par la liqueur de Fehling, la fermentation ou le polarimètre?

Je m'étonne que les auteurs cités jusqu'ici n'aient pas plus tenu compte des données acquises sur la nature du sucre du foie.

Dans son travail concernant les sucres du muscle, Meissnei[1] dit : « Il est tout à fait surprenant qu'on n'ait pas réussi dans les nombreuses expériences instituées dans ce but, à mettre en évidence la combinaison du sucre avec Na Cl, combinaison qu'on était en droit d'attendre, vu les autres propriétés de ce corps, et que Berthelot et de Luca ont mise en évidence dans le sucre du foie. »

De son côté, Fünke[2] dit : « Il est désormais sûr que le sucre qui se forme dans le foie est identique au glucose et au sucre des diabétiques. » La source de cette affirmation se trouve dans une note de la page 172 :

(1) *Gœttinger Nachrichten* .861, 209,
(2) *Lehrbuch der physiologie* 4° Aufl. S. 162.

« Berthelot et de Luca (*Gaz. méd.* 1859, nᵒ 41) ont démontré la combinaison du sucre du foie et du chlorure de sodium, et l'identité des propriétés de ce composé et de celles du sucre de l'urine.

Pour Kühne :[1] « Le sucre du foie provenant du glycogène est identique à celui tiré de l'amidon, à celui provenant du foie mort, et à celui de l'urine d'un diabétique. Berthelot et de Luca ont pu mettre en évidence les doubles pyramides ou les rhomboèdres de sa combinaison avec Na Cl. »

On pourrait penser, sur la foi de ces travaux, qu'une recherche sur la nature du sucre dans le foie mort et refroidi est devenue inutile. Il n'en est rien cependant. Les auteurs précités ont laissé échapper une note de l'original (*Gaz. méd.* 1059, nᵒ 41), de laquelle il ressort que Berthelot et de Luca, ayant retiré le glycogène du foie d'un cobaye, et l'ayant traité par H Cl pour le transformer en sucre, ont trouvé la combinaison de ce sucre avec Na Cl.

J'ai pu retirer de foies de chiens du glucose pur. Une solution aqueuse récente de ce sucre a montré le phénomène de la birotation. Une petite quantité de substance desséchée sur $SO_4 H_2$ fut dosée et mise en solution aqueuse. Le titre connu de trois solutions différentes fut contrôlé par la liqueur de Fehling et le polarimètre. Les résultats donnèrent une concordance parfaite.

J'ajoute, comme confirmation, qu'il m'est arrivé, dans le plus grand nombre des cas, de mettre en évidence la combinaison avec Na Cl.

Ceux qui pourraient penser que je suis arrivé trop facilement à ces résultats, n'ont qu'à répéter ces expériences pour être convaincus.

Je prétends seulement avoir démontré qu'il y a du

[1] *Lehrbuch der physiologischen Chemie* S. 64.

glucose dans le foie du chien. Quant à la façon dont il s'y produit, je ne puis pas encore me prononcer; de même sur la formation d'un peu de maltose. Bien plus, je n'ose provisoirement rien affirmer, sur la présence ou l'absence dans le foie mort, de dextrine ou de maltose. Je ferai cependant remarquer que, seule la mise en évidence de la substance de ces corps, pourrait entraîner la conviction. Le fait que pendant 50 ans, on a pris à tort pour du glucose, le sucre qui se forme par action de la salive sur l'amidon, devrait suffire à lui seul pour faire demander des expériences précises avant de permettre des affirmations sur ce sujet.

Qu'il puisse se trouver de la dextrine, dans les foies d'animaux morts, cela n'est plus à démontrer. La preuve en a été donnée par Limpricht qui, dans un foie de cheval a trouvé une grande quantité de ce corps à la place de glycogène. Dans quelle proportion un foie de cheval peut différer d'un foie de chien, sur ce sujet, c'est ce qu'il faudrait rechercher. Limpricht, sur 200 livres de viande de cheval a trouvé 400 grammes de dextrine. D'une note que Liebig[1] a ajoutée au travail de Limpricht, il ressort que Scherer a, lui aussi trouvé de la dextrine dans la viande de cheval.

Ces remarques gagnent maintenant en intérêt. Limpricht prétend que la dextrine qu'il a retirée de la viande du cheval, et amenée, en dernier lieu, à la forme d'une poudre blanche desséchée, donnait une couleur rouge-violet avec la solution iodo-iodurée. La dextrine qu'on obtient à la suite de l'action de la salive sur le glycogène, est, d'après des expériences concluantes, que je peux confirmer, de l'achroo-dextrine.

Le sucre retiré de la viande par Meissner, qui a été pris sans preuve suffisante pour du glucose, demande,

(1) *Liebig's Annalen* 133, 297.

comme Nasse l'avait déjà prétendu, de nouvelles expériences.

On voit combien il y a encore à préciser dans ces matières.

Nous avons voulu, dans la mesure de nos forces, apporter quelques documents qui pourraient aider à préciser ces points encore obscurs.

II

Pour le dosage des matières réductrices, il était nécessaire de choisir une méthode qui permit d'éliminer
le glycogène tout en obtenaut celui-ci à l'état de pureté,
ce qui nous permet de le doser incidemment. Trois procédés se présentaient :

1° Celui de Fraenkel, modifié par le professeur Garnier,
de Nancy ;

2° Celui de Brücke Külz, qui élimine les matières al-
buminoïdes par un procédé spécial ;

3° Celui du professeur Gauthier, qui élimine complètement les matières azotées, mais laisse un peu de matières hydrocarbonées dans les tissus.

Sans qu'il soit besoin d'avoir du glycogène absolument
pur, c'est le procédé de Fraenkel que nous avons choisi
comme un des plus sûrs pour extraire la totalité du glycogène et surtout la totalité des sucres.

On pèse le foie ou la partie du foie sur laquelle on
veut expérimenter ; on y ajoute un poids moindre de sa-
ble quartzeux, après avoir arrosé le tout de moitié du
poids du foie d'une solution d'acide trichloracétique à
4 0/0 ; on triture rapidement de façon à amener le mélange à l'état de pulpe fine. Ajoutant peu à peu 4 fois
autant de la solution d'acide trichloracétique, on conti-
nue à triturer, de telle sorte qu'on maintienne le mélange homogène. Après une demi-heure de contact, en
agitant entre temps, on verse le tout sur un entonnoir,
recouvert d'un linge fin, on laisse égouter complètement
puis on exprime à fond à la presse. Quand le gâteau ne
donne plus de liquide, on le sort du linge, on le replace
dans le mortier, on triture de nouveau pendant quelques

minutes, avec une quantité deux fois moindre de solution d'acide trichloracétique ; on replace le tout sur le même linge, on rabat les angles, pour faire enfermer toute la pulpe, et on exprime de nouveau. On recommence ainsi trois fois de suite en versant les liquides d'expression sur le même filtre, et. on obtient en fin de compte, une quantité déterminée de liquide. A celui-ci on ajoute un volume double d'alcool à 95°. Le mélange est abandonné pendant 12 heures au repos. On recueille le précipité sur un filtre taré, on le lave à l'alcool à 60°, à l'éther, on sèche à 105° et on pèse.

Le liquide de filtration est mis dans un ballon. Celui-ci est porté au bain-marie avec un réfrigérant de Liebig, et à température aussi basse que possible. On distille jusqu'à élimination complète de l'alcool, de façon à ramener la liqueur à un volume déterminé. On achève l'évaporation, on ajoute de l'eau distillée, jusqu'à obtention d'un volume égal en centimètres cubes au nombre de grammes du foie ou de la portion de foie à traiter.

C'est sur cette liqueur qu'ont été faites nos expériences.

Nous nous sommes servi pour leur dosage de 3 procédés principaux : 1° du polarimètre ; 2° de la liqueur de Fehling, avec la modification qu'y a apporté Gausse[1] et qui se trouve dans la physiologie de Dastre. Cette modification consiste à ajouter à 5cc de liqueur de Fehling, 5cc d'une solution de ferrocyanure de K à 10 0/0 et 20cc d'une solution de soude. On juge mieux ainsi de la disparition de toute couleur bleue, puisque la précipitation de l'oxyde cuivreux est empêchée, tant qu'il n'y a pas trace de glucose en excès. On éliminerait ainsi toutes les causes d'erreur qu'on a reprochées au procédé classique.

Cette méthode de dosage a été contrôlée par un procédé donné par M. Deharbe, tel qu'il est indiqué, et lé-

(1) Bulletin de la Société chimique de Paris. 2e série, t. L, p. 625.

gèrement modifié par F. Martz, dans l'*Union pharmaceutique*, 37e année, 1896, no 12, pour le dosage du glucose dans le sang.

Trois solutions sont nécessaires.

LIQUEUR D'OST

A. — Sulfate cuivre pur............. 23.50
      Eau distillée................. 200 cc.
      Carbonate de potasse pur....... 250 gr.
      Bicarbonate de potasse pur.... 100 gr.
      Eau......................... 600 gr.

On dissout à part le sel de Cu et les sels de K, puis on verse la solution cuivrique dans l'autre en agitant, et on amène le tout à un litre.

B. — On dissout 100 gr. d'alun de Fe et de K dans 500 ^{cc} d'eau distillée. On ajoute 150 gr. de $So^4 H^2$ pur, et on complète à un litre dans une pissette.

C. — 3 gr. 20 de permanganate de K pur et sec sont dissous dans un litre d'eau distillée. Cette solution doit être titrée au moyen d'une solution de sulfate double de Fe et d'$Az H^3$.

On prend 50^{cc} de liqueur d'Ost, qu'on place dans un verre de Bohême conique de 250^{cc}. On ajoute la solution dont l'on veut doser le glucose, soit 5 ou 10^{cc}, puis l'on place le tout au bain d'huile à 110° pendant 10 minutes. On jette le tout sur un filtre. La liqueur qui passe doit être bleue. On lave le filtre à l'eau bouillante et on rejette le tout. Puis, à l'aide de la puisette contenant la solution d'alun de fer et d'ammoniaque, on lave rapidement le filtre et le tube où on a fait réduire la liqueur contenant les matières réductrices. On dissout ainsi le précipité d'oxyde de cuivre. On reçoit tout le liquide dans le verre de Bohême, on lave à l'eau bouillante. A l'aide d'une

burette contenant la solution de permanganate de potasse, on laisse tomber ce liquide jusqu'à apparition d'une
teinte rose. 1^{cc} de solution de permanganate $= 0^{gr}00633$
de cuivre. Il suffit de diviser le chiffre obtenu par un
coefficient déterminé par Ost, et dont on trouvera un ta-
bleau dans l'ouvrage de F. Martz (*Guide pratique pour les
analyses de chimie physiologique*) et dans les publications
d'Ost. C'est le procédé principal donnant des résultats
certains.

Ces recherches faites par les procédés mentionnés ci-
dessus, sur une vingtaine de foies de chiens, nous ont
montré l'existence de maltose, d'acide glycuronique, et
très probablement de pentoses non déterminées. Les
chiens en expérience ont subi diverses opérations qu'on
retrouvera indiquées, pour chacun d'eux, dans leur ob-
servation personnelle.

Ces matières réductrices étant peu connues, nous
croyons devoir donner brièvement quelques notions sur
elles.

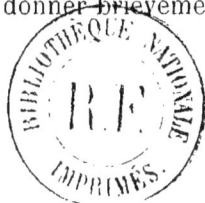

III

Le maltose résulte de l'action du malt sur l'amidon ou la fécule. Il est difficile de l'obtenir pur. Il a pour formule $C^{12}H^{22}O^{11} + H^2O$. Le produit anhydre est très hygroscopique. Il prend plus d'eau que n'en comporte la formule. La dilution élève son pouvoir réducteur.

MALTOSE EN SOLUTION A 1 0/0

100^{cc} liq. Fehling non étendue = 0 gr. 7780.
100^{cc} liq.   »   + 4 vol. d'eau = 0 gr. 7400.

MALTOSE A 1/2 0/0

100^{cc} liq. Fehling non étendue = 0 gr. 7725.

La réduction demande 4 minutes d'ébullition pour être complète. Elle est donc moindre que celle du glucose.

Son pouvoir rotatoire est de $[\alpha]$ D = 140°375.

(Glucose $[\alpha]$ D = 52,50 + 0,0188/2).

Il est difficile à hydroliser mais pas plus que le lactose : Chauffage pendant 2 h. à 110° de ses solutions additionnées de XX gouttes d'acide HCl.

La Maltozazone est un peu soluble à chaud (1/80 cent) fond à 206°.

Le maltose fermente directement. Son ozazone est soluble dans l'éther, ce qui le différencie des autres ozazones et nous a permis de l'isoler.

Le maltose n'est pas réduit par le réactif de Barfoed à l'acétate de cuivre acétique, lequel est touché par le glucos.'.

Ce corps, que nous avons pu soupçonner dans plusieurs de nos expériences, a été mis en évidence d'une façon indubitable dans 2 cas.

Le chien n° 2116 du laboratoire, du poids de 16 kg. 500, avait subi l'assommement.

Son foie pesé avant la mise en œuvre était de 470 gr.
La liqueur extraite par le procédé susmentionné donne :

Sucres
{
Polarimètre $= + 8°2$.
Ost avant hydrolisation 15 gr. 3.
Ost après hydrolisation 16 gr.
}

La phloroglucine ne donne rien.
On obtient l'ozazone du maltose. *Cette ozazone est soluble dans l'éther.*

Chien n° 2103. — Poids de l'animal 20 kg. On prend 20 gr. d'une portion de foie dont les nerfs avaient été coupés sur le vivant.

Cette partie donne 0 gr. 20 de glycogène. L'autre portion, également de 20 gr. prise sur une partie du foie dont les nerfs étaient restés intacts donne 2 gr. 50 de glycogène.
Le foie total pèse 480 gr.
L'extrait donne :

Avant hydrolisation
{
Polarimètre $= + 2°4$.
Mat. réduites Fehling $= 5$ gr. 4.
}

Après hydrolisation
{
Polarimétrie $= + 1°3$.
Fehl $= 4$ gr. 80.
}

Les chiffres de la liqueur de Fehling ont été contrôlés par la méthode d'Ost.

On obtient le maltozazone contrôlé comme pour la première expérience.

Il y a probablement de l'acide glycuronique, ce qui fait que les chiffres ne sont pas exactement ce qu'ils devraient être, mais l'ozazone tranche la question.

Voilà donc deux cas où la déviation polarimétrique diminue après hydrolisation, tandis que dans les mêmes conditions le chiffre des matières réduites augmente à la liqueur de Fehling et à la liqueur d'Ost. Ce double caractère joint à l'obtention du maltozazone semble bien démontrer l'existence du maltose dans les foies d'animaux morts.

A plusieurs reprises nous avons cru trouver du maltose dans nos extraits, mais l'impossibilité d'obtenir l'ozazone nous a fait rejeter ces cas.

L'acide glycuronique ou plutôt ses dérivés conjugués ont des caractères qui les différencient assez nettement des corps précédents et du glucose. L'acide glycuronique a le même pouvoir réducteur que le glucose, tandis que ses dérivés n'ont aucun effet sur les différentes liqueurs employées ; mais contrairement aux dérivés l'acide libre aurait un pouvoir dextrogyre. Les dérivés conjugués seraient au contraire fortement lévogyres. L'acide a, de commun avec les pentoses, la propriété de donner les réactions de coloration avec la phloroglucine. Comme elles aussi, il donne la réaction du furfurol lorsqu'il est chauffé avec HCl étendu mais ne donne *pas de bandes d'absorption*.

Il ne fermente pas avec la levure de bière.

Les dérivés conjugués de l'acide ont pour propriétés communes de dévier à gauche le plan de la lumière polarisée. Ils se dédoublent en acide glycuronique lorsqu'on les fait bouillir avec une solution étendue d'un acide. On peut distinguer deux séries de ces dérivés. Les uns résultent de la combinaison d'alcool gras avec l'acide, les autres de la combinaison des phénols avec ce même acide.

Jusqu'ici on admettait que ces dérivés se formaient quand l'homme, le chien ou le lapin absorbaient certaines matières organiques telles que l'alcool éthylique trichloré, l'hydrate de chloral donnant l'acide trichlorethylglycuronique $C^8 H^{11} Cl^3 O^7$; le phénol qui donne l'acide phénilglycuronique. Il semblerait bien, d'après nos expériences, que ces différents corps peuvent prendre naissance indépendamment des causes auxquelles on les attribuait.

Ce corps s'est rencontré beaucoup plus souvent que le précédent dans nos expériences. Tout d'abord nous recherchions exclusivement le maltose. Les résultats contradictoires que nous obtenions nous firent soupçonner la présence d'un autre corps dont le pouvoir réducteur devait être nul et dont la déviation polarimétrique de sens inverse devait donner naissance par hydrolisation à un nouveau corps déviant à droite au moins légèrement et ayant un pouvoir réducteur considérable.

Une fois sur cette voie, il ne nous fut pas difficile de trouver que nous avions à faire à l'acide glycuronique et à ses dérivés conjugués.

Les pentoses[1] de formule générale $C^5 H^{10} O^5$ correspondent aux alcools pentatoniques saturés $C^5 H^{12} O^5$ dont les anhydres $C^5 H^8 O^4$ ou pentosanes existent dans la nature

_____

[1] *Encyclopédie chimique* de Frémy. T. IX, p. 973.

et correspondraient aux matières amylacées. (Xylane du hêtre) existent dans divers aliments.

P. C. Elles donnent en solution aqueuse avec la phloroglucine et HCl concentré par ébullition la réaction de Tollens : Coloration rouge et bande d'absorption épaisse à droite de la raie de Na.

Elles réduisent la liqueur de Fehling mais agissent peu sur la lumière polarisée et ne fermentent pas alcooliquement. Ces derniers caractères nous permettraient d'affirmer qu'à plusieurs reprises nous avons rencontré cette substance dans nos expériences. Ebstein[1] les avait déjà rencontrées dans l'urine. On pourrait donc affirmer que, dans certaines conditions, le foie en produit une certaine quantité soit aux dépens des pentosanes qu'il tiendrait en réserve comme le glycogène, soit qu'il les fabrique directement avec ce dernier corps.

D'après Salkowski et Jastrowtiz on obtiendrait les ozazones des pentoses [2]

Chien n° 2099. — Le sujet pesait 18 kg. en arrivant au laboratoire. Il avait subi l'ablation du pancréas.

Le poids du foie frais était de 470 gr. Après 12 heures, ce poids était resté le même.

Glycogène pur et sec : 2 gr.
Polarimètre = — 3°93.
Fehling = 2 gr. 8 de matière réductrice 0/00.

Le liquide chauffé quelque temps au bain-marie avec SO⁴ H² donne au polarimètre une déviation voisine de zéro, sans grand changement au Fehling et à la liqueur

(1) *Centralbl. f. d. Med. Wiss.* 1892. n° 12.

(2) 2° suppl. *Diction. Wurz.* T. IV, p. 806.

d'Ost, probablement par suite de la formation de furfurol, ce qui n'est pas rare dans ces conditions.

**Chien n° 2098. — Petit, mais vigoureux. A subi l'ablation
totale du pancréas.**

Le foie, pris frais, pesait 311 gr.; glycogène, extrait
après 12 heures, 1 gr. 30.
  Avec cet extrait nous obtenons :
    Polarimètre = + 0,2 en glucose 0,41.

La réduction à la liqueur de Fehling donne 3 gr. 02
pour 1000. La réduction ayant été contrôlée par la liqueur
d'Ost, cet écart entre le polarimètre et les autres données
montre la présence d'un dérivé conjugué de l'acide glycuronique.

**Chienne n° 2100. — L'animal ne pesait que 13 kg. 500.
Il avait subi l'ablation du pancréas.**

Le foie, poids frais, était de 340 gr.; le glycogène extrait de 3 gr. 0/00.
    Au polarimètre $[\alpha]_D = -2°1$.
    Matières réduites = 1 gr. 96 0/00.

Dans ce cas, l'écart est encore plus grand et la preuve
plus manifeste.

**Chien n° 2101. — Animal déjà vieux, du poids de
24 kg. 400. A subi l'ablation du pancréas.**

Le foie pèse 635 gr.
    Glycogène = 0 gr. 95.
    Déviation polarimétrique = — 4.27.
    Réduction au Fehling = 7 gr. 35.
        »   Ost   »

Après hydrolisation, ces différents chiffres deviennent :

Pol. = — 1.35.

Fehl. = 9.61.

C'est un cas des plus net : l'hydrolisation a détruit la conjugaison de l'acide qui se retrouve dans l'augmentation très sensible des matières réductrices aux deux réactifs que nous avons employés.

Chien n° 2123. — Pèse 16 kg. 500.

Le foie, après 24 heures, pèse 270 gr.

Au polarimètre = — 1°.

Matières réductrices = 4 gr. 09.

La réaction de Tollens est positive, comme d'ailleurs dans tous les cas précédents.

Chien n° 2125. — Pèse 22 kg. Animal assommé.

Polarimètre = 0°.

Matières réductrices 5 gr. 68.

Il y a là certainement un mélange de glucose et d'un dérivé conjugué de l'acide glycuronique.

Chien n° 2131. — A subi une injection de 10ᶜᶜ d'essence de thérébentine.

Poids du foie, 530 gr.

Avant fermentation	Polarimètre = + 6°5.
	Matières réduites 14.7.
Après fermentation	Polarimètre = — 1°.
	Matières réduites = 0.13.

Chien n° 2117. — Poids 12 kg. 500. A subi l'ablation du pancréas.

Son foie pèse 340 gr.

Ost   avant hydrolisation $= 4$ gr. 50.
Polarimètre   »   » $= + 0°5$.
Ost   après hydrolisation $= 4$ gr. 60.
Polarimètre   »   » $= + 0°6$.
Pas de maltozazone, la réaction de Tollens est positive.

Cobaye.

Foie 22 gr.

Glycogène 1 gr. 75 0/00.

Sucres avant   Polarimètre $= -3°2$.
hydrolisation :   Matières réductrices 5 gr. 76 0/00.

Sucres après   Polarimètre $= -0°6$.
hydroli-ation :   Matières réductrices 4 gr. 6 0/00.

Chien n° 2153.

Le foie pèse 450 gr.

Glycogène 3 gr. 50 0/00.

Sucres avant   Polarimètre $= + 5°3$.
hydrolisation :   Matières réductrices 20 gr. 8 0/00.

Sucres après   Polarimètre $= + 6°7$.
hydrolisation :   Matières réductrices 20 gr.8.

Il y a certainement dans ce dernier cas de l'acide glycuronique ou des pentoses, et peut-être les deux.

Souvent la quantité des matières réductrices baisse à
cause de la transformation facile de l'acide glycuronique
en furfurol volatil.

Souvent encore, il n'y a pas augmentation de la quantité des matières réductrices à cause que, dans la première réduction, tout l'acide glycuronique avait agi sur
l'oxyde de cuivre

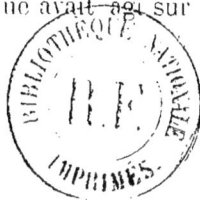

CONCLUSIONS

1º Comme le croyait E. Külz, il y a certainement du glucose dans le foie des animaux morts, et sur ce point il n'y aucune contestation.

2º De plus il y a certainement du *maltose* comme l'avaient soupçonné Mering et Musculus, et même plus souvent que nos expériences ne pourraient le faire croire.

3º Dans plus des trois quarts des cas examinés par nous, il y avait de *l'acide glycuronique* ou un de ses dérivés conjugués.

4º Dans quelques-unes de nos expériences nous avons pu soupçonner la présence de pentoses, mais ce sujet demande de nouvelles recherches.

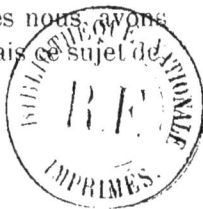

107

www.ingramcontent.com/pod-product-compliance
Lightning Source LLC
Chambersburg PA
CBHW060447210326
41520CB00015B/3867